BAUCHSPEICHELDRÜS ENKREBS LÖSUNG FÜR NEU DIAGNOSTIZIERTE PATIENTEN

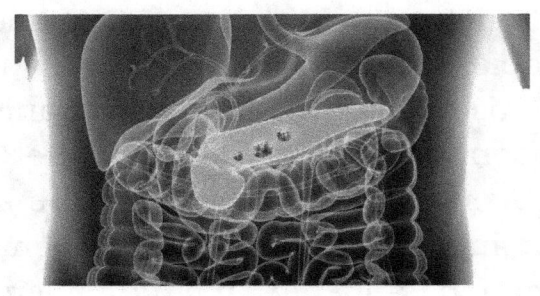

Der vollständige Leitfaden zum Verständnis der Ursachen, Symptome, Behandlung, Prävention und Behandlung des Pankreas-Adenokarzinoms.

Dr Racheal A. Fields

INHALTSVERZEICHNIS

Gewidmet meiner Schwägerin, die den Krebs bekämpft und besiegt hat und jetzt krebsfrei ist.

Ermutigende Worte für diejenigen, die an Krebs erkrankt sind oder deren geliebte Person an Krebs erkrankt ist

Du bist stärker als du denkst. Jeden Tag stellen Sie sich mutig und belastbar dem Kampf gegen den Krebs. Im Angesicht von Widrigkeiten strahlt Ihr Geist hell und inspiriert die Menschen um Sie herum.

Denken Sie daran, dass es auch in den dunkelsten Momenten Hoffnung gibt. Verlassen Sie sich auf Ihr Unterstützungssystem, schätzen Sie die Liebe Ihrer Familie und Freunde und bewahren Sie Ihren Glauben an die Kraft der Heilung. Ihre Entschlossenheit und Positivität sind Ihre größten Waffen.

Du hast das! Jeder kleine Sieg ist ein Schritt näher zum Sieg im Kampf gegen den

Krebs. Kämpfe weiter, glaube weiter und verliere nie die unglaubliche Stärke in dir aus den Augen. Ihre Reise mag hart sein, aber Sie sind härter. Die Welt ist bei Ihnen und feuert Sie in diesem herausfordernden Kapitel Ihres Lebens an.

Wir wären Ihnen für immer dankbar, wenn Sie sich nach der Lektüre einen Moment Zeit nehmen und uns eine positive Bewertung auf Amazon hinterlassen würden.

Ihre Rezension hilft uns nicht nur, ein breiteres Publikum zu erreichen, sondern hilft auch unseren Lesern, den Wert des Buches zu entdecken.

Wir wissen, dass Ihre Zeit wertvoll ist, deshalb wissen wir Ihre Bereitschaft, Ihre Gedanken mit uns zu teilen, sehr zu schätzen. Vielen Dank im Voraus für Ihre freundliche Bewertung.

VORWORT

Ziel dieses Leitfadens ist es, umfassende und zugängliche Informationen über Bauchspeicheldrüsenkrebs bereitzustellen und verschiedene Aspekte abzudecken, von seinem Verständnis über Risikofaktoren, Symptome und Behandlungsoptionen bis hin zu den verschiedenen Strategien zur Behandlung der Krankheit und zur Verbesserung der Lebensqualität für Patienten und ihre Betreuer.

Bauchspeicheldrüsenkrebs stellt aufgrund seiner aggressiven Natur und der häufig späten Diagnose eine besondere Herausforderung dar. Das Verständnis der Nuancen dieser Krankheit, von frühen Anzeichen bis hin zu Behandlungsoptionen, kann die

Patientenversorgung und die Ergebnisse erheblich beeinflussen.

Der Inhalt dieses Leitfadens soll eine prägnante und dennoch informative Ressource für Patienten, Betreuer und alle sein, die ein tieferes Verständnis von Bauchspeicheldrüsenkrebs suchen. Wir hoffen, dass dieser Leitfaden Ihnen als wertvoller Begleiter dient und Orientierung und Einblicke bietet, um die Komplexität dieser Krankheit mit Wissen und Unterstützung zu meistern.

EINFÜHRUNG

Herr Frank, ein wohlhabender 46-jähriger Architekt, lebte ein erfülltes Leben mit einer blühenden Karriere, einer liebevollen Familie und einem engen Freundeskreis. Jeder Tag war geprägt von seinen architektonischen Leistungen und der herzlichen Kameradschaft.

Allerdings bemerkte er subtile Veränderungen – Gewichtsverlust und anhaltende Müdigkeit –, die seine ansonsten makellose Routine unterbrachen. Aus Sorge um seine Gesundheit beschäftigte er sich mit der Forschung und konzentrierte sich dabei insbesondere auf die besorgniserregenden Anzeichen von Bauchspeicheldrüsenkrebs wie Bauchschmerzen und Gelbsucht. Diese

Suche führte ihn zu dieser hilfreichen Ressource mit dem Titel *„Bauchspeicheldrüsenkrebs Lösung für neu diagnostizierte Patienten"*.

Herr Frank war sich der möglichen Auswirkungen dieser Symptome bewusst und konsultierte seinen Hausarzt. Nach einer Reihe von Tests bestätigte die Diagnose Bauchspeicheldrüsenkrebs seine Sorgen.

Mit Wissen und Belastbarkeit ausgestattet, erkannte er jedoch, dass die Früherkennung eine Gelegenheit zum Eingreifen und kein endgültiges Urteil darstellte. Im Alter von 46 Jahren, dem Alter, in dem die Häufigkeit von Bauchspeicheldrüsenkrebs zunimmt, wurde seine Entschlossenheit von der Dringlichkeit angetrieben.

Mit unerschütterlicher Entschlossenheit hielt Herr Frank gewissenhaft die Termine seines Arztes ein und leitete Behandlungen ein, wobei er medizinische Ratschläge mit den Erkenntnissen des Leitfadens verknüpfte.

Die Tage bestanden aus Krankenhaus Besuchen, Gesprächen mit Spezialisten und Anpassungen seines Lebensstils gemäß den Empfehlungen des Reiseführers. Im Laufe der Zeit zeigte die Synergie zwischen medizinischem Fachwissen und den Leitlinien aus dem Buch vielversprechende Ergebnisse.

Die Monate verliefen als herausfordernder Kampf, in dem Beharrlichkeit zu seinem stärksten Verbündeten wurde. Angetrieben durch unerschütterliche Entschlossenheit und die Integration von medizinischem Rat und dem Wissen aus dem Buch erlangte Herr Frank langsam aber stetig seine Gesundheit zurück.

Der Krebs, einst eine drohende Bedrohung, begann sich zurückzuziehen und ließ das Licht des Lebens wieder hell erstrahlen. In diesem siegreichen Kampf gegen Widrigkeiten entdeckte Herr Frank eine neue Wertschätzung für den Wert des Lebens und die wesentliche Bedeutung von Gesundheit, Familie und Freunden.

KAPITEL 1.

EINFÜHRUNG IN DEN PANkreaskrebs

1.1 Überblick über Bauchspeicheldrüsenkrebs

Bauchspeicheldrüsenkrebs ist eine bösartige Erkrankung, die im Gewebe der Bauchspeicheldrüse, einem Organ hinter dem Magen, entsteht. Bauchspeicheldrüsenkrebs, der für seine aggressive Natur bekannt ist, entsteht, wenn Zellen in der Bauchspeicheldrüse beginnen, unkontrolliert zu wachsen und Tumore zu bilden. Diese Erkrankung ist im Frühstadium schwer zu erkennen, was oft zu einer verzögerten Diagnose und eingeschränkten Behandlungsmöglichkeiten führt.

Die Bauchspeicheldrüse spielt eine entscheidende Rolle bei der Produktion von Enzymen für die Verdauung und Hormonen, einschließlich Insulin, das den Blutzuckerspiegel reguliert. Bauchspeicheldrüsenkrebs kann sowohl die Verdauungs- als auch die endokrinen Funktionen des Organs beeinträchtigen und zu verschiedenen Symptomen und gesundheitlichen Komplikationen führen.

Es ist wichtig, die Ursachen und Risikofaktoren im Zusammenhang mit Bauchspeicheldrüsenkrebs zu verstehen. Während die genaue Ursache unklar bleibt, wurden bestimmte Risikofaktoren wie Rauchen, Familienanamnese, chronische Pankreatitis, Fettleibigkeit und Alter als potenzielle Auslöser für die Entstehung identifiziert.

Die Diagnose von Bauchspeicheldrüsenkrebs umfasst eine Kombination aus bildgebenden Untersuchungen, Biopsien und anderen Verfahren, um das Vorhandensein von Tumoren zu bestätigen und deren Stadium und Ausbreitung im Körper zu bestimmen.

Aufgrund der aggressiven Natur von Bauchspeicheldrüsenkrebs umfasst die Behandlung häufig einen multidisziplinären Ansatz, der chirurgische Eingriffe, Chemotherapie, Strahlentherapie, Immuntherapie und gezielte Therapie umfassen kann.

Der Erfolg der Behandlung und die Prognose hängen jedoch stark vom Stadium der Krebsdiagnose und dem allgemeinen Gesundheitszustand des Einzelnen ab.

Das Leben mit Bauchspeicheldrüsenkrebs stellt Patienten und ihre Betreuer vor verschiedene Herausforderungen, die es erforderlich machen, sich auf die Bewältigung der Symptome, die Aufrechterhaltung der Lebensqualität und die Suche nach Unterstützung während der gesamten Reise zu konzentrieren.

Dieser Überblick dient als Grundlage für die umfassende Erforschung der verschiedenen Facetten von Bauchspeicheldrüsenkrebs und soll wesentliche Einblicke in das Verständnis, die Diagnose, die Behandlung und das Leben mit dieser Erkrankung liefern.

1.2 Normale Struktur und Funktion der Bauchspeicheldrüse

Die Bauchspeicheldrüse, ein lebenswichtiges Organ hinter dem Magen, erfüllt zwei Hauptfunktionen im Körper: exokrine und endokrine.

Exokrine Funktion:

Der exokrine Teil der Bauchspeicheldrüse produziert Enzyme, die für die Verdauung wichtig sind. Diese Enzyme helfen beim Abbau von Fetten, Proteinen und Kohlenhydraten im Dünndarm und erleichtern so die Nährstoffaufnahme. Die Pankreasenzyme, darunter Amylase, Lipase und Proteasen, werden über den Pankreasgang in den Dünndarm abgegeben.

Endokrine Funktion:

Die endokrine Funktion umfasst die Produktion und Sekretion von Hormonen, hauptsächlich Insulin und Glucagon. Die entscheidende Funktion dieser Hormone besteht darin, den Blutzuckerspiegel zu kontrollieren. Insulin hilft den Zellen, Glukose aus dem Blutkreislauf aufzunehmen und senkt dadurch den Blutzuckerspiegel, während Glucagon die Freisetzung gespeicherter Glukose stimuliert, wenn der Blutzuckerspiegel sinkt.

Die Bauchspeicheldrüse enthält Zellcluster, die als Langerhans-Inseln bekannt sind und die hormonproduzierenden Zellen beherbergen, die für die endokrine Funktion verantwortlich sind. Die Alphazellen innerhalb der Inseln produzieren Glucagon, während die Betazellen Insulin produzieren.

Das komplexe Gleichgewicht zwischen den exokrinen und endokrinen Funktionen der Bauchspeicheldrüse ist für die Aufrechterhaltung einer ordnungsgemäßen Verdauung und die Regulierung des Blutzuckerspiegels im Körper von entscheidender Bedeutung.

Jede Störung oder Fehlfunktion dieser Funktionen kann zu verschiedenen Gesundheitsproblemen führen, einschließlich Erkrankungen der Bauchspeicheldrüse wie Pankreatitis oder Bauchspeicheldrüsenkrebs. Das Verständnis der normalen Struktur und Funktion der Bauchspeicheldrüse ist entscheidend, um die Auswirkungen und Auswirkungen von Krankheiten zu verstehen, die dieses lebenswichtige Organ betreffen.

KAPITEL 2.

BAUCHSPEICHELDRÜSEN KREBS VERSTEHEN

2.1 Ursachen und Risikofaktoren

Ursachen:

Die genaue Ursache von Bauchspeicheldrüsenkrebs bleibt ungewiss. Bestimmte Faktoren können jedoch zur Entstehung dieser Krankheit führen. Es wird angenommen, dass genetische Mutationen, insbesondere Veränderungen in der DNA von Bauchspeicheldrüsenzellen, eine wichtige Rolle spielen. Diese Mutationen können dazu führen, dass

Zellen unkontrolliert wachsen und Tumore bilden.

Risikofaktoren:

Es wurden mehrere Risikofaktoren gefunden, die die Wahrscheinlichkeit, an Bauchspeicheldrüsenkrebs zu erkranken, erhöhen können:

- *Alter*: Das zunehmende Alter ist ein wesentlicher Risikofaktor. Die meisten Fälle treten bei Personen über 45 Jahren auf, wobei die Mehrzahl der Fälle nach dem 65. Lebensjahr diagnostiziert wird.

- *Rauchen*: Zigaretten Rauchen ist einer der kritischsten veränderbaren Risikofaktoren für Bauchspeicheldrüsenkrebs.
Raucher haben im Vergleich zu Nichtrauchern ein höheres Risiko.

- **Familienanamnese**: Personen mit einer familiären Vorgeschichte von Bauchspeicheldrüsenkrebs oder bestimmten genetischen Syndromen haben ein erhöhtes Risiko.

- **Chronische Pankreatitis:** Eine lang anhaltende Entzündung der Bauchspeicheldrüse, die sogenannte chronische Pankreatitis, kann das Risiko für die Entwicklung von Bauchspeicheldrüsenkrebs erhöhen.

- **Fettleibigkeit**: Übergewicht oder Fettleibigkeit können zu einem erhöhten Risiko für Bauchspeicheldrüsenkrebs führen.

- **Diabetes**: Es besteht ein Zusammenhang zwischen neu

auftretendem Diabetes und Bauchspeicheldrüsenkrebs, die genaue Natur dieses Zusammenhangs wird jedoch noch untersucht.

- **_Ernährung_**: Einige Ernährungsfaktoren, wie z. B. eine Ernährung mit hohem Anteil an rotem oder verarbeitetem Fleisch und ein geringer Verzehr von Obst und Gemüse, können mit einem erhöhten Risiko verbunden sein.

Das Verständnis dieser Ursachen und Risikofaktoren ist wichtig, um Personen zu identifizieren, bei denen möglicherweise ein höheres Risiko für Bauchspeicheldrüsenkrebs besteht.

Es ist jedoch wichtig zu beachten, dass das Vorliegen eines oder mehrerer Risikofaktoren keine Garantie für die Entwicklung der Krankheit ist und dass

bei einigen Personen, bei denen
Bauchspeicheldrüsenkrebs
diagnostiziert wurde, möglicherweise
keine erkennbaren Risikofaktoren
vorliegen.

2.2 Typen und Klassifizierung

Bauchspeicheldrüsenkrebs kann grob
in zwei Haupttypen eingeteilt werden,
basierend auf den Zellen, in denen der
Krebs beginnt:

Exokriner Bauchspeicheldrüsenkrebs:

Dies ist die häufigste Form von
Bauchspeicheldrüsenkrebs und
entsteht in den exokrinen Zellen, die
Enzyme für die Verdauung produzieren.
Die häufigste Form des exokrinen
Bauchspeicheldrüsenkrebses ist das
Adenokarzinom, das die meisten Fälle
ausmacht.

Endokriner Bauchspeicheldrüsenkrebs (Neuroendokrine Tumoren):
Diese Krebsarten entstehen in den endokrinen Zellen, die für die Hormonproduktion verantwortlich sind. Dieser Typ ist weniger verbreitet, umfasst jedoch verschiedene Subtypen neuroendokriner Tumoren mit jeweils eigenen Merkmalen und Verhaltensweisen.

Klassifizierung nach Standort und Verbreitung:

- **Lokalisiert**: Der Krebs ist auf die Bauchspeicheldrüse beschränkt, ohne sich auf entfernte Organe auszubreiten.

- **Lokal fortgeschritten:** Der Tumor hat sich möglicherweise über die Bauchspeicheldrüse hinaus ausgebreitet, hat sich jedoch nicht auf entfernte Stellen ausgebreitet.

- **Metastasierung**: Der Krebs hat sich auf entfernte Organe oder Körperteile ausgebreitet, häufig auf die Leber, die Lunge oder das Bauchfell.

2.3 Stadien des Bauchspeicheldrüsenkrebses

Bauchspeicheldrüsenkrebs wird in Stadien eingeteilt, um das Ausmaß der Erkrankung zu bestimmen, Behandlungsentscheidungen zu leiten und Erkenntnisse über die Prognose zu gewinnen. Die Etappen sind wie folgt kategorisiert:

- **Stadium 0 (Carcinoma in situ):** In diesem frühen Stadium sind Krebszellen auf die oberen Zellschichten beschränkt, die die

Pankreasgänge auskleiden, und haben sich nicht auf umliegende Gewebe oder Organe ausgebreitet.

- **Stadium I und II:** Bei diesen Stadien handelt es sich um lokalisierten Krebs, der sich jedoch unterschiedlich stark innerhalb der Bauchspeicheldrüse oder auf benachbarte Gewebe und Organe ausbreitet. Tumoren im Stadium I sind im Allgemeinen kleiner und auf die Bauchspeicheldrüse beschränkt, während der Krebs im Stadium II möglicherweise größer geworden ist und sich auf nahegelegene Strukturen oder Lymphknoten ausgebreitet hat.

- **Stadium III:** In diesem Stadium hat sich der Krebs typischerweise über die Bauchspeicheldrüse hinaus ausgebreitet und befällt benachbarte Blutgefäße oder Lymphknoten, hat aber noch keine Metastasen in entfernte Organe gebildet.

- **_Stadium IV:_** Dieses Stadium bezeichnet die am weitesten fortgeschrittene und kritischste Phase des Bauchspeicheldrüsenkrebses, in der sich der Krebs stark auf entfernte Organe wie Leber, Lunge oder Bauchfell ausgebreitet hat. Es gilt als Metastasierung und hat eine schlechtere Prognose.

Das Stadieneinteilung von Bauchspeicheldrüsenkrebs ist von entscheidender Bedeutung für die Festlegung von Behandlungsansätzen und Prognosen sowie für die Führung von Diskussionen zwischen Patienten und medizinischem Fachpersonal über den Krankheitsverlauf und mögliche Ergebnisse.

KAPITEL 3.

ANZEIGE, SYMPTOME UND DIAGNOSE

3.1 Erkennen der Symptome von Bauchspeicheldrüsenkrebs

Bauchspeicheldrüsenkrebs weist oft, wenn überhaupt, frühe Symptome auf, was die Erkennung im Anfangsstadium schwierig macht. Wenn sich die Krankheit jedoch verschlimmert, können bestimmte Anzeichen und Symptome auftreten, darunter:

- **Bauch- oder Rückenschmerzen**: Beschwerden oder Schmerzen im Bauch oder unteren Rücken, die sich beim Essen oder Liegen verschlimmern können.

- **_Gelbsucht_**: Gelbfärbung der Haut und des Augenweißes aufgrund der Verstopfung des Gallengangs durch den Tumor.

- **_Unerklärlicher Gewichtsverlust:_** Plötzlicher und unerklärlicher Gewichtsverlust trotz normaler Essgewohnheiten.

- **_Appetitlosigkeit_**: Ein verringertes Verlangen nach Nahrung, was zu einer verringerten Nahrungsaufnahme und einem anschließenden Gewichtsverlust führt.

- **_Verdauungsprobleme_**: Aufgrund einer Verstopfung des Verdauungstrakts kann es zu Übelkeit, Erbrechen, Veränderungen im Stuhlgang und Schwierigkeiten bei der Verdauung von Nahrungsmitteln kommen.

- **Neu auftretender Diabetes**: Manche Menschen können ohne eindeutige Ursache Diabetes entwickeln, was ein Hinweis auf Bauchspeicheldrüsenkrebs sein könnte.

- **Müdigkeit**: Wenn der Krebs fortschreitet, kann es ein Symptom sein, dass man sich auch bei ausreichender Ruhe müde oder schwach fühlt.

- **Veränderungen der Stuhlfarbe:** Heller oder fettiger Stuhl, der auf einen Mangel an Pankreasenzymen zurückzuführen ist, die den Darm für eine ordnungsgemäße Verdauung erreichen.

Das Erkennen dieser Anzeichen und Symptome ist von entscheidender Bedeutung, insbesondere für Personen, die aufgrund ihrer Familienanamnese, des Rauchens oder anderer Risikofaktoren einem höheren Risiko ausgesetzt sind. Wenn diese Symptome anhaltend auftreten, wird empfohlen, für eine ordnungsgemäße Beurteilung und Diagnose einen Arzt aufzusuchen. Die Früherkennung spielt eine entscheidende Rolle bei der Verbesserung der Behandlungsergebnisse bei Bauchspeicheldrüsenkrebs.

3.2 Diagnosetests für Bauchspeicheldrüsenkrebs

Die Diagnose von Bauchspeicheldrüsenkrebs umfasst verschiedene Tests, um das Vorliegen der Krankheit zu bestätigen, ihr Stadium zu bestimmen und eine geeignete Behandlung einzuleiten. Zu den Diagnoseverfahren gehören:

Bildgebende Tests:

- **CT-Scan**: Bietet detaillierte Querschnittsbilder der Bauchspeicheldrüse und der umliegenden Organe.

- **MRT**: Bietet detaillierte Bilder zur Beurteilung der Bauchspeicheldrüse, benachbarter Blutgefäße und Organe.

- **Endoskopischer Ultraschall (EUS):** Kombiniert Endoskopie mit Ultraschall, um hochauflösende Bilder der Bauchspeicheldrüse und der umliegenden Bereiche zu erhalten.

- **Endoskopische retrograde Cholangiopankreatikographie (ERCP):** Ermöglicht die Untersuchung der

Bauchspeicheldrüse und der Gallenwege mit einem Endoskop.

Biopsie:

- **Endoskopische Biopsie:** Bei einem endoskopischen Eingriff werden Gewebeproben zur Untersuchung unter dem Mikroskop entnommen, um das Vorhandensein von Krebszellen zu bestätigen.
- **Feinnadelaspiration (FNA):** Mit einer dünnen Nadel wird Gewebe oder Flüssigkeit aus der Bauchspeicheldrüse zur Analyse entnommen.

Bluttests:

- **Tumormarker:** Blutuntersuchungen zum Nachweis spezifischer Substanzen, die mit Bauchspeicheldrüsenkrebs in Zusammenhang stehen, wie z. B. CA 19-9 und CEA.

Perkutane transhepatische Cholangiographie (PTC):

- Dabei wird Farbstoff in die Leber injiziert, um die Gallengänge auf Röntgenbildern abzubilden und dabei zu helfen, durch Bauchspeicheldrüsentumoren verursachte Verstopfungen zu erkennen.

Diese diagnostischen Tests spielen eine entscheidende Rolle bei der Bestätigung des Vorliegens von Bauchspeicheldrüsenkrebs, der Bestimmung des Krankheitsstadiums und der Festlegung des am besten geeigneten Behandlungsansatzes. Für eine ordnungsgemäße Beurteilung und Diagnose ist es von entscheidender Bedeutung, diese Optionen mit einem medizinischen Fachpersonal zu besprechen.

KAPITEL 4.

BEHANDLUNGSMÖGLICHK EITEN

4.1 Überblick über die Behandlungsmodalitäten

Die Behandlung von Bauchspeicheldrüsenkrebs ist komplex und erfordert oft einen multidisziplinären Ansatz, um der aggressiven Natur der Krankheit entgegenzuwirken.

Zur Behandlung von Bauchspeicheldrüsenkrebs werden verschiedene Modalitäten eingesetzt, um das Fortschreiten des Krebses zu kontrollieren und die Lebensqualität des Patienten zu verbessern.

Diese Behandlungsmodalitäten umfassen verschiedene Ansätze wie: Chirurgie, Chemotherapie, Strahlentherapie, Immuntherapie, gezielte Therapie.

Die Wahl der Behandlungsmodalität oder Kombination von Modalitäten hängt von verschiedenen Faktoren ab, darunter dem Stadium der Krebserkrankung, dem allgemeinen Gesundheitszustand des Einzelnen und den spezifischen Merkmalen des Tumors.

Jede Behandlungsmethode bringt ihre eigenen Vorteile und möglichen Nebenwirkungen mit sich. Für jeden Patienten wird ein integrierter Behandlungsplan maßgeschneidert, der häufig eine Kombination dieser Ansätze umfasst, um das bestmögliche Ergebnis zu erzielen.

Das Verständnis der verfügbaren Behandlungsmodalitäten ist entscheidend für fundierte Entscheidungen und die Entwicklung einer umfassenden Behandlungsstrategie für Bauchspeicheldrüsenkrebs.

4.2 Verschiedene Arten der Behandlung von Bauchspeicheldrüsenkrebs

Operation:

- **Vorgehensweise:** Bei einem chirurgischen Eingriff werden der Tumor und gegebenenfalls Teile der Bauchspeicheldrüse, benachbarter Organe oder vom Krebs befallener Gewebe entfernt. Sie kann im Frühstadium potenziell heilend sein oder in fortgeschrittenen Fällen auf eine

Linderung der Symptome und eine Verbesserung der Lebensqualität abzielen.

- *Ziel*: Eine Operation zielt darauf ab, den Krebs zu beseitigen oder seine Größe zu verringern, wodurch die Chancen auf eine erfolgreiche Behandlung verbessert werden und möglicherweise eine Chance auf ein langfristiges Überleben entsteht.

Chemotherapie:

- *Vorgehensweise*: Verabreichung von Medikamenten, entweder oral oder intravenös, um Krebszellen abzutöten oder ihr Wachstum zu verlangsamen. Es kann vor oder nach einer Operation oder als Erstbehandlung bei fortgeschrittener Erkrankung eingesetzt werden.

- **Ziel**: Die Chemotherapie zielt darauf ab, Tumore zu verkleinern, die Ausbreitung von Krebs zu verhindern und Krebszellen im gesamten Körper abzutöten, um die Krankheit zu kontrollieren und die Lebensqualität zu verbessern.

Strahlentherapie:

- **Vorgehensweise**:
Hochenergetische Strahlen oder Partikel zielen auf die Krebsstelle ab, um Krebszellen zu zerstören oder ihr Wachstum zu hemmen. Die Verabreichung kann extern (externe Bestrahlung) oder intern über implantierte Geräte (Brachytherapie) erfolgen.

- **Ziel**: Die Strahlentherapie zielt darauf ab, Tumore zu verkleinern, Symptome zu lindern und zu verhindern, dass der Krebs erneut auftritt oder sich weiter ausbreitet.

Immuntherapie:

- **Vorgehensweise**: Mit Immuntherapeutika wird das körpereigene Immunsystem dazu angeregt, Krebszellen gezielt zu erkennen und anzugreifen.

- **Ziel**: Die Immuntherapie zielt darauf ab, die natürlichen Abwehrkräfte des Körpers gegen Krebs zu stärken und dem Immunsystem dabei zu helfen, Krebszellen besser anzugreifen und zu zerstören.

Gezielte Therapie:

- **Vorgehensweise**: Bei dieser Behandlung werden Medikamente eingesetzt, die gezielt auf bestimmte Moleküle oder Signalwege abzielen, die am Wachstum und der Ausbreitung von Krebszellen beteiligt sind.

- **Ziel**: Eine gezielte Therapie zielt darauf ab, die spezifischen Anomalien in Krebszellen zu unterbrechen, ihr Wachstum zu hemmen und eine weitere Ausbreitung zu verhindern.

Jede Behandlungsmodalität oder -kombination wird auf der Grundlage von Faktoren wie dem Stadium des Krebses, dem allgemeinen Gesundheitszustand des Einzelnen und den Merkmalen des Tumors ausgewählt.

Die Hauptziele dieser Behandlungen sind die Kontrolle des Krebses, die Linderung der Symptome, die Verbesserung der Lebensqualität und möglicherweise die Verlängerung des Überlebens.

Die Wahl der Behandlung zielt darauf ab, das bestmögliche Ergebnis für den Patienten mit Bauchspeicheldrüsenkrebs zu erzielen.

4.3 Nebenwirkungen verschiedener Behandlungsmöglichkeiten

Operation:
- *Mögliche Nebenwirkungen:* Nach der Operation können Schmerzen, Infektionen, Blutgerinnsel, Verdauungsprobleme und das Risiko von Diabetes auftreten,

wenn ein Teil der Bauchspeicheldrüse entfernt wird.

Chemotherapie:

- ***Mögliche Nebenwirkungen:***
  Häufige Nebenwirkungen einer Chemotherapie können Übelkeit, Erbrechen, Müdigkeit, Haarausfall, verringerte Blutzellen Zahlen (was zu einem erhöhten Infektions- oder Blutungsrisiko führt) und periphere Neuropathie sein.

Strahlentherapie:

- ***Mögliche Nebenwirkungen***: Zu den Nebenwirkungen der Strahlentherapie können Hautveränderungen an der Behandlungsstelle, Müdigkeit, Verdauungsprobleme und mögliche Langzeiteffekte auf umliegende Gewebe und Organe gehören.

Immuntherapie:

- ***Mögliche Nebenwirkungen***: Eine Immuntherapie kann zu immunbedingten unerwünschten Ereignissen führen, darunter Hautausschlag, Müdigkeit, Durchfall und seltener zu schwerwiegenderen immunbedingten Erkrankungen, die verschiedene Organe betreffen.

Gezielte Therapie:

- ***Mögliche Nebenwirkungen***: Zu den Nebenwirkungen einer gezielten Therapie können Hautprobleme, Durchfall, Leber Anomalien, Bluthochdruck und das Risiko einer Blutgerinnung gehören.

Es ist wichtig, diese potenziellen Nebenwirkungen zu verstehen, da sie bei jedem Menschen unterschiedlich stark ausgeprägt sind und auftreten.

Medizinisches Fachpersonal arbeitet häufig daran, diese Nebenwirkungen zu bewältigen und zu mildern, um während und nach der Behandlung die bestmögliche Lebensqualität zu gewährleisten.

4.4 Umgang mit Symptomen und Nebenwirkungen

Medikamente:

- Verschiedene Medikamente können helfen, Symptome und Nebenwirkungen zu lindern. Beispielsweise können Medikamente gegen Übelkeit, die durch eine Chemotherapie bedingte Übelkeit lindern, Übelkeit und Schmerzmittel können dazu beitragen, die Beschwerden nach der Operation zu lindern.

Ernährungsumstellungen:
- Eine ausgewogene Ernährung kann bei der Bewältigung von Nebenwirkungen helfen. Die Anpassung der Nahrungsaufnahme zur Bekämpfung von Übelkeit, die Aufrechterhaltung der Flüssigkeitszufuhr und der Verzehr leicht verdaulicher Lebensmittel können bei der Bewältigung von Verdauungsproblemen hilfreich sein.

Unterstützende Pflege:
- Unterstützende Therapien wie Physiotherapie, Ergotherapie und Beratung können dabei helfen, mit Müdigkeit umzugehen, die Funktionsfähigkeit aufrechtzuerhalten und mit emotionalem Stress umzugehen.

Schmerztherapie:
- Schmerzen können ein erhebliches Problem darstellen. Verschiedene Strategien zur Schmerzbehandlung, darunter Medikamente, Nervenblockaden oder andere Eingriffe, können dazu beitragen, Beschwerden zu lindern und die Lebensqualität zu verbessern.

Überwachung und Anpassung der Behandlungen:
- Regelmäßige Überwachung durch medizinisches Fachpersonal hilft bei der Beurteilung der Wirksamkeit der Behandlung und der Bewältigung von Nebenwirkungen. Anpassungen der Behandlungspläne können vorgenommen werden, um Nebenwirkungen zu reduzieren oder das Symptommanagement zu verbessern.

Anpassungen des Lebensstils:

- Die Einbeziehung von Bewegung, Entspannungstechniken und ausreichender Ruhe kann dabei helfen, mit Müdigkeit umzugehen, das allgemeine Wohlbefinden zu verbessern und mit dem Stress der Krankheit und der Behandlung umzugehen.

Offene Kommunikation:

- Der offene Dialog mit Gesundheitsdienstleistern über Symptome und Nebenwirkungen ermöglicht rechtzeitige Interventionen und Anpassungen der Behandlungspläne. Patienten müssen ihre Bedenken ihrem Gesundheitsteam mitteilen.

Die Behandlung von Symptomen und Nebenwirkungen ist ein wesentlicher Bestandteil der Behandlung von Bauchspeicheldrüsenkrebs.

Maßgeschneiderte Ansätze, einschließlich einer Kombination aus Medikamenten, Anpassungen des Lebensstils und unterstützender Pflege, spielen eine wichtige Rolle bei der Verbesserung der Lebensqualität von Personen, die sich einer Behandlung unterziehen.

KAPITEL 5.

LEBENSSTIL UND UNTERSTÜTZENDE PFLEGE

5.1 Ernährung und Diät während der Behandlung von Bauchspeicheldrüsenkrebs

Aufrechterhaltung des Ernährungs Gleichgewichts:

- Eine ausgewogene Ernährung ist entscheidend, um den Körper während der Behandlung von Bauchspeicheldrüsenkrebs zu unterstützen. Achten Sie auf eine Ernährung, die reich an Obst, Gemüse, magerem Eiweiß und Vollkornprodukten ist, um

wichtige   Nährstoffe
bereitzustellen.

Ausreichende Flüssigkeitszufuhr:
- Eine   ausreichende
  Flüssigkeitszufuhr   ist   wichtig,
  insbesondere   bei
  Verdauungsproblemen.   Viel
  Flüssigkeit   zu   trinken   kann
  helfen, Symptome wie Durchfall
  oder Erbrechen zu lindern und
  einer Dehydrierung vorzubeugen.

Kleine, häufige Mahlzeiten:
- Entscheiden Sie sich für kleinere,
  häufigere Mahlzeiten über den Tag
  verteilt, um die Verdauung zu
  unterstützen und Beschwerden zu
  minimieren. Dieser Ansatz kann
  auch dabei helfen, Symptome wie
  Übelkeit   und   frühes
  Sättigungsgefühl zu lindern.

Enzymergänzung:

- Zur Unterstützung der Verdauung können Enzympräparate empfohlen werden, insbesondere wenn die Bauchspeicheldrüse nicht genügend Verdauungsenzyme produziert. Diese Nahrungsergänzungsmittel können dabei helfen, die Nahrung aufzuspalten und die Nährstoffaufnahme zu verbessern.

Bestimmte Lebensmittel meiden:

- Manche Menschen finden möglicherweise, dass der Verzicht auf scharfe, fettige oder sehr ballaststoffreiche Lebensmittel dazu beitragen kann, Verdauungsbeschwerden zu lindern. Es ist wichtig, bestimmte Lebensmittel zu identifizieren und zu meiden, die Symptome auslösen können.

Konsultation eines
Ernährungsberaters:

- Es kann hilfreich sein, sich von einem registrierten Ernährungsberater beraten zu lassen. Sie können personalisierte Ernährungsberatung anbieten, auf individuelle Ernährungsbedürfnisse eingehen und Strategien zur Behandlung von Symptomen und zur Aufrechterhaltung einer optimalen Ernährung bereitstellen.

Überwachung von
Gewichtsveränderungen:

- Es ist wichtig, Gewichtsveränderungen im Auge zu behalten. Wenn Sie unter Gewichtsverlust leiden oder Schwierigkeiten haben, Ihr Gewicht zu halten, ist die Zusammenarbeit mit einem

Gesundheitsteam zur Lösung dieser Probleme unerlässlich.

Die Aufrechterhaltung der richtigen Ernährung während der Behandlung von Bauchspeicheldrüsenkrebs kann dazu beitragen, die Symptome zu lindern, die allgemeine Gesundheit zu unterstützen und die Fähigkeit des Körpers zu verbessern, mit den Auswirkungen der Behandlung umzugehen.

Die Beratung durch medizinisches Fachpersonal, einschließlich eines Ernährungsberaters, kann eine individuelle Beratung und Unterstützung während des gesamten Behandlungsverlaufs bieten.

5.2 Übung Empfehlungen für Patienten mit Bauchspeicheldrüsenkrebs

Rücksprache mit Gesundheitsdienstleistern:

- Bevor Sie mit einem Trainingsprogramm beginnen, ist es wichtig, einen Arzt zu konsultieren, um das angemessene Maß an körperlicher Aktivität zu ermitteln, das für den individuellen Gesundheitszustand und das Stadium der Krebsbehandlung geeignet ist.

Schrittweise Einführung in die Übung:

- Beginnen Sie mit Übungen mit geringer Belastung und steigern Sie die Intensität schrittweise, je nach Verträglichkeit. Konzentrieren Sie sich auf

Aktivitäten wie Gehen, leichtes Aerobic oder Dehnübungen.

Krafttraining und Beweglichkeitsübungen:

- Integrieren Sie Krafttrainingsübungen und Flexibilität Routinen, um Muskelmasse und Gelenkbeweglichkeit zu erhalten. Unter Anleitung können Widerstandsbänder oder leichte Gewichte verwendet werden.

Ruhe und Aktivität in Einklang bringen:

- Es ist wichtig, ein Gleichgewicht zwischen Ruhe und Bewegung zu finden. Es ist wichtig, auf den Körper zu hören und zu vermeiden, die persönlichen Grenzen zu überschreiten, insbesondere in Phasen der Müdigkeit.

Regelmäßige körperliche Aktivität:

- Streben Sie nach regelmäßiger, konsistenter körperlicher Aktivität und streben Sie mindestens 150 Minuten pro Woche mäßig intensives Training an, wie von Gesundheitsdienstleistern empfohlen.

Vorteile von Bewegung:

- Bewegung kann das Energieniveau verbessern, Müdigkeit reduzieren, die körperliche Leistungsfähigkeit aufrechterhalten, sich positiv auf das emotionale Wohlbefinden auswirken und dabei helfen, die Nebenwirkungen einer Krebsbehandlung zu bewältigen.

Aufsicht und Überwachung:

- Erwägen Sie, unter der Aufsicht einer ausgebildeten Fachkraft oder im Rahmen eines strukturierten

Programms zu trainieren, das speziell für Krebspatienten entwickelt wurde. Eine regelmäßige Überwachung durch Gesundheitsdienstleister ist unerlässlich, um Sicherheit und angemessene Fortschritte zu gewährleisten.

Für detailliertere Trainingsübungen für Krebspatienten klicken Sie hier. Oder schauen Sie sich dieses erstaunliche Buch desselben Autors auf Amazon an: DER KOMPLETTE LEITFADEN ZUM KREBS-WORKOUT: Einfache, geräte freie Übungen für Krebs, Behandlungstherapien und Genesung.".

Bewegung spielt eine wichtige Rolle bei der Verbesserung der allgemeinen Lebensqualität von Personen, die sich einer Bauchspeicheldrüsenkrebs-Behandlung unterziehen. Das Befolgen maßgeschneiderter Trainingsempfehlungen, die in Absprache mit Gesundheitsdienstleistern entwickelt wurden, kann dabei helfen, Nebenwirkungen zu lindern, die körperliche Funktion zu verbessern und zum allgemeinen Wohlbefinden während der Behandlung beizutragen.

LEITLINIEN FÜR ÜBUNG FÜR PATIENTEN MIT BAUCHSKREISKREBS:

Rücksprache mit Gesundheitsdienstleistern:

- Konsultieren Sie vor Beginn eines Trainingsprogramms den Gesundheitsdienstleister, um die Sicherheit und Eignung basierend auf dem Gesundheitszustand und dem Behandlungsplan des Einzelnen sicherzustellen.

Beginnen Sie langsam und machen Sie schrittweise Fortschritte:

- Beginnen Sie mit Aktivitäten geringer Intensität und steigern Sie die Dauer und Intensität langsam, je nach Komfortniveau und Gesundheitsempfehlungen.

Streben Sie nach Regelmäßigkeit:

- Streben Sie nach einheitlichen Trainingsroutinen und streben Sie mindestens 150 Minuten Aerobic-Übungen mittlerer Intensität pro Woche an, sofern vom Gesundheitsdienstleister nichts anderes empfohlen wird.

Integrieren Sie Krafttraining:

- Bauen Sie zwei- bis dreimal pro Woche Krafttraining Übungen ein und konzentrieren Sie sich dabei auf alle wichtigen Muskelgruppen. Verwenden Sie leichte Gewichte oder Widerstandsbänder unter richtiger Anleitung.

Flexibilitäts- und Gleichgewichtsübungen:

- Integrieren Sie Beweglichkeits- und Gleichgewichtsübungen, um die Beweglichkeit der Gelenke aufrechtzuerhalten und Steifheit vorzubeugen, indem Sie Aktivitäten wie Dehnübungen oder Yoga integrieren.

Überwachen und hören Sie auf Ihren Körper:

- Beobachten Sie, wie Ihr Körper auf die Aktivität reagiert. Wenn Sie sich müde fühlen oder sich unwohl fühlen, ist es wichtig, sich auszuruhen und die Intensität oder Dauer der Übung anzupassen.

5.3 Bewältigungsstrategien und Unterstützung für Patienten und Pflegekräfte

Bildung und Kommunikation:

- Fördern Sie eine offene Kommunikation und informieren Sie sich über die Krankheit und Behandlungsmöglichkeiten. Das Verständnis der Erkrankung hilft dabei, fundierte Entscheidungen zu treffen und Erwartungen zu bewältigen.

Support-Netzwerke:

- Engagieren Sie sich in Selbsthilfegruppen, Online-Foren oder Beratungsdiensten, um mit anderen in Kontakt zu treten, die vor ähnlichen Herausforderungen stehen. Der Austausch von Erfahrungen und Emotionen mit

Gleichaltrigen kann Trost und
wertvolle Erkenntnisse bringen.

Selbstpflege:
- Priorisieren Sie die Selbstfürsorge,
  indem Sie einen ausgewogenen
  Lebensstil pflegen, sich an
  Aktivitäten beteiligen, die Freude
  bereiten, und sich auf das geistige
  und emotionale Wohlbefinden
  konzentrieren. Stress kann durch
  Achtsamkeits-, Meditations- oder
  Entspannungsübungen bewältigt
  werden.

Suchen Sie professionelle Hilfe:
- Ziehen Sie in Betracht, die
  Unterstützung von Psychologen
  oder Therapeuten in Anspruch zu
  nehmen, um die emotionalen
  Auswirkungen der Krankheit und
  der Behandlung zu bewältigen.
  Professionelle Beratung kann bei
  der Bewältigung von

Angstzuständen, Depressionen oder Stress hilfreich sein.

Nehmen Sie an körperlicher Aktivität teil:
- Regelmäßige Bewegung kann bei der Stressbewältigung helfen und das allgemeine Wohlbefinden von Patienten und Pflegepersonal steigern.

Erholung und Pausen:
- Pflegekräfte sollten Pausen einplanen und sich Ruhe gönnen, um ein Burnout zu vermeiden. Sich Zeit für sich selbst zu nehmen ist für die Erhaltung seiner Gesundheit und seines Wohlbefindens von entscheidender Bedeutung.

Anpassung und Flexibilität:
- Nutzen Sie Anpassungsfähigkeit und Flexibilität in Ihren täglichen

Abläufen und passen Sie sich bei Bedarf an veränderte Umstände und Herausforderungen an, die während der Behandlung Reise auftreten.

Gefühle ausdrücken und teilen:

- Patienten und Betreuer sollten sich wohl dabei fühlen, ihre Gefühle und Bedenken auszudrücken. Die Schaffung eines sicheren Raums für offene Diskussionen kann emotionale Belastungen lindern.

Der Umgang mit Bauchspeicheldrüsenkrebs ist eine herausfordernde Reise und die Unterstützung von Patienten und Pflegekräften ist unerlässlich.

Die Umsetzung von Bewältigungsstrategien und die Suche nach Unterstützung können erheblich dazu beitragen, die emotionalen und psychologischen Aspekte der Krankheit zu bewältigen, die Widerstandsfähigkeit zu fördern und die allgemeine Lebensqualität sowohl der Patienten als auch ihres Unterstützungsnetzwerks zu verbessern.

KAPITEL 6.

PRÄVENTION UND RISIKOREDUZIERUNG

6.1 Strategien zur Prävention von Bauchspeicheldrüsenkrebs und Maßnahmen zur Risikominderung

Tabakentwöhnung:

- Der bedeutendste veränderbare Risikofaktor für Bauchspeicheldrüsenkrebs ist das Rauchen. Mit dem Rauchen aufzuhören verringert das Risiko, an der Krankheit zu erkranken.

Ernährungsgewohnheiten:
- Achten Sie auf eine Ernährung mit viel Obst, Gemüse und Vollkornprodukten und minimieren Sie gleichzeitig den Verzehr von verarbeitetem Fleisch und übermäßig viel rotem Fleisch. Eine ausgewogene Ernährung kann zu einem geringeren Risiko beitragen.

Ein gesundes Gewicht beibehalten:
- Fettleibigkeit und Übergewicht erhöhen das Risiko für Bauchspeicheldrüsenkrebs. Die Aufrechterhaltung eines gesunden Gewichts durch eine ausgewogene Ernährung und regelmäßige Bewegung kann vorbeugend wirken.

Mäßiger Alkoholkonsum:
- Begrenzen Sie den Alkoholkonsum, da übermäßiger

Alkoholkonsum mit einem höheren Risiko für Bauchspeicheldrüsenkrebs verbunden ist. Es wird empfohlen, die empfohlenen Richtlinien einzuhalten.

Behandlung chronischer Pankreatitis:

- Wenn eine chronische Pankreatitis diagnostiziert wird, befolgen Sie die empfohlenen Behandlungsstrategien, um das Risiko für Bauchspeicheldrüsenkrebs zu verringern.

Diabetes-Management:

- Wenn Sie an Diabetes leiden, sollten Sie ihn durch Änderungen des Lebensstils und gegebenenfalls Medikamente wirksam in den Griff bekommen. Ein gut kontrollierter Diabetes kann das Risiko für Bauchspeicheldrüsenkrebs verringern.

Genetische Beratung:

- Personen mit einer Familienanamnese von Bauchspeicheldrüsenkrebs oder bekannten genetischen Syndromen im Zusammenhang mit der Krankheit sollten eine genetische Beratung und ein frühzeitiges Screening in Betracht ziehen.

Umweltbelastung:

- Minimieren Sie die Exposition gegenüber schädlichen Berufs- oder Umweltfaktoren, die das Risiko für Bauchspeicheldrüsenkrebs erhöhen können.

Zur Vorbeugung von Bauchspeicheldrüsenkrebs gehört eine gesunde Lebensweise, die Vermeidung von Risikofaktoren und die Behandlung von Erkrankungen, die zur Entstehung der Krankheit beitragen können. Umsetzung dieser Risikominderungsmaßnahmen can tragen dazu bei, das Risiko, an Bauchspeicheldrüsenkrebs zu erkranken, zu senken und zum allgemeinen Wohlbefinden beizutragen.

KAPITEL 7.

PROGNOSE UND ÜBERLEBENSRATE

7.1 Prognose und Vorhersage Faktoren verstehen

Prognose Übersicht:

- Bauchspeicheldrüsenkrebs hat aufgrund seiner aggressiven Natur und der späten Diagnose oft eine schlechte Prognose. Die Prognose hängt von mehreren Faktoren ab, darunter dem Stadium, der Lokalisation und dem individuellen Gesundheitszustand des Krebses.

Stadieneinteilung und Überlebensraten:

- Das Stadieneinteilung bestimmt das Ausmaß der Krebsausbreitung und leitet Behandlungsentscheidungen. Die Überlebensraten variieren je nach Krebs Stadium zum Zeitpunkt der Diagnose, wobei frühere Stadien eine bessere Prognose bieten.

Vorhersage Faktoren:

- Mehrere Faktoren können die Prognose beeinflussen, darunter Tumorgröße, -lokalisation, -grad und das Ansprechen des Krebses auf die Behandlung. Darüber hinaus sind der allgemeine Gesundheitszustand des Patienten und das Ansprechen auf die Therapie entscheidende Faktoren.

Metastasierung und Ausbreitung:

- Das Vorhandensein von Metastasen oder die Ausbreitung von Krebs auf entfernte Organe beeinflusst die Prognose erheblich und deutet oft auf ein fortgeschrittenes und anspruchsvolleres Stadium hin.

Ansprechen auf die Behandlung und allgemeine Gesundheit:

- Das Ansprechen auf die Behandlung und der allgemeine Gesundheitszustand des Patienten spielen eine entscheidende Rolle bei der Bestimmung der Prognose. Wie gut der Krebs auf die Therapie anspricht und wie gut der Patient die Behandlung verträgt, hat erheblichen Einfluss auf die Ergebnisse.

Genetische und molekulare
Faktoren:

- Fortschritte beim Verständnis der genetischen und molekularen Eigenschaften des Krebses können Einblicke in die Prognose und das mögliche Ansprechen auf bestimmte Behandlungen bieten.

Das Verständnis der Prognose und der prädiktiven Faktoren bei Bauchspeicheldrüsenkrebs ist für Patienten und Gesundheitsdienstleister von entscheidender Bedeutung, um fundierte Entscheidungen über Behandlungsansätze und erwartete Ergebnisse treffen zu können. Die Prognose wird von verschiedenen Faktoren beeinflusst, was die Notwendigkeit einer individuellen Betreuung und kontinuierlichen Überwachung zur Verbesserung der Patientenergebnisse unterstreicht.

7.2 Überlebensraten und sie beeinflussende Faktoren

Gesamtüberlebensraten:

- Im Vergleich zu vielen anderen Krebsarten weist Bauchspeicheldrüsenkrebs relativ niedrige Überlebensraten auf. Die Fünf-Jahres-Überlebensrate ist im Allgemeinen niedrig, was hauptsächlich auf späte Diagnosen und aggressives Tumorverhalten zurückzuführen ist.

Inszenierung und Überleben:

- Das Krebsstadium zum Zeitpunkt der Diagnose hat einen erheblichen Einfluss auf die Überlebensraten. Frühere Stadien haben oft höhere Überlebensraten im Vergleich zu fortgeschritteneren

Stadien, in denen sich der Krebs ausgebreitet hat.

Chirurgische Resektabilität:

- Patienten, bei denen der Tumor erfolgreich chirurgisch entfernt wurde, haben bessere Überlebenschancen als Patienten, bei denen eine Operation aufgrund der Lage, Größe oder Ausbreitung des Tumors nicht möglich ist.

Reaktion auf die Behandlung:

- Wie gut der Krebs auf eine Behandlung, einschließlich Operation, Chemotherapie oder Bestrahlung, anspricht, kann die Überlebensraten beeinflussen. Eine positive Reaktion kann das Überleben verlängern.

Allgemeiner Gesundheitszustand des Patienten:

- Der allgemeine Gesundheitszustand des Patienten und seine Fähigkeit, die Behandlung zu vertragen, wirken sich auf die Überlebensraten aus. Eine gute allgemeine Gesundheit kann oft zu besseren Ergebnissen beitragen.

Metastasierung und Ausbreitung:

- Das Vorhandensein von Metastasen oder die Ausbreitung des Krebses auf entfernte Organe verringert die Überlebensrate drastisch.

Genetische und molekulare Faktoren:

- Fortschritte beim Verständnis der genetischen und molekularen Merkmale der Krebsart helfen bei der Identifizierung spezifischer

Faktoren, die die Überlebensraten beeinflussen können, und helfen als Leitfaden für maßgeschneiderte Behandlungen.

Die Überlebensraten bei Bauchspeicheldrüsenkrebs werden von verschiedenen Faktoren beeinflusst, vor allem vom Stadium der Diagnose, dem Ansprechen auf die Behandlung und dem allgemeinen Gesundheitszustand des Einzelnen. Das Verständnis dieser Faktoren ist sowohl für Patienten als auch für Gesundheitsdienstleister von entscheidender Bedeutung, um fundierte Entscheidungen zu treffen und die Ergebnisse zu verbessern.

KAPITEL 8.

LEBEN MIT
Bauchspeicheldrüsenkrebs

8.1 Bedenken hinsichtlich der Lebensqualität bei Bauchspeicheldrüsenkrebs

Schmerztherapie:
- Schmerzen sind ein erhebliches Problem bei Bauchspeicheldrüsenkrebs. Effektive Techniken zur Schmerzbehandlung sind entscheidend für die Verbesserung der Lebensqualität.

Ernährungsunterstützung:
- Verdauungsprobleme können sich auf die Essgewohnheiten auswirken. Ernährungsunterstützung und -beratung können dabei helfen, die Symptome zu lindern und eine angemessene Ernährung aufrechtzuerhalten.

Emotionale Unterstützung und psychische Gesundheit:
- Der Umgang mit der Diagnose und Behandlung von Bauchspeicheldrüsenkrebs kann eine emotionale Herausforderung sein. Beratungs- und Selbsthilfegruppen können bei der Bewältigung von Stress, Ängsten und Depressionen helfen.

Ermüdungs Management:
- Müdigkeit kommt bei Krebspatienten häufig vor. Die

Steuerung des Energieniveaus und die Einbeziehung von Ruhe- und Aktivitätsphasen sind wichtig für die Lebensqualität.

Körperliche Funktion und Bewegung:
- Die Aufrechterhaltung der körperlichen Funktion durch maßgeschneiderte Trainingsprogramme kann zur Verbesserung von Kraft, Mobilität und allgemeinem Wohlbefinden beitragen.

Familiäre und soziale Unterstützung:
- Die Unterstützung durch Familie und Freunde ist entscheidend. Soziale Kontakte und ein starkes Unterstützungsnetzwerk können sich positiv auf die Lebensqualität während der Behandlung auswirken.

Symptommanagement und Palliativpflege:

- Palliativpflege konzentriert sich auf die Behandlung von Symptomen und die Verbesserung der allgemeinen Lebensqualität und gewährleistet Komfort und Unterstützung sowohl für Patienten als auch für das Pflegepersonal.

Finanzielle und praktische Bedenken:

- Die Behandlung von Bauchspeicheldrüsenkrebs kann mit finanziellem Stress verbunden sein. Der Zugang zu Ressourcen, finanzieller Beratung und praktischer Unterstützung kann diese Bedenken zerstreuen.

Das Verständnis und die Bewältigung dieser Bedenken hinsichtlich der Lebensqualität können das

Wohlbefinden von Personen, die sich einer Bauchspeicheldrüsenkrebs Behandlung unterziehen, erheblich verbessern. Maßgeschneiderte Unterstützung und geeignete Managementstrategien sind entscheidend für die Verbesserung der allgemeinen Lebensqualität während der Krebserkrankung.

8.2 Supportdienste und Ressourcen

Selbsthilfegruppen:

- Arbeiten Sie mit lokalen oder Online-Selbsthilfegruppen speziell für Bauchspeicheldrüsenkrebs zusammen, um mit anderen vor ähnlichen Herausforderungen in Kontakt zu treten und Erfahrungen auszutauschen.

Beratung und psychische Gesundheitsdienste:

- Greifen Sie auf Beratungs- und psychiatrische Dienste zu, um emotionalen Stress, Angstzustände und Depressionen im Zusammenhang mit der Krebsdiagnose und -behandlung zu bekämpfen.

Palliativpflegedienste:

- Suchen Sie nach Palliativ Pflegediensten, um die Symptome zu lindern, die Lebensqualität zu verbessern und sowohl Patienten als auch Pflegepersonal zu unterstützen.

Krebszentren und Krankenhäuser:

- Viele Krebszentren und Krankenhäuser bieten spezielle Dienstleistungen und Ressourcen an, die auf die Bedürfnisse von Patienten mit

Bauchspeicheldrüsenkrebs und ihren Familien zugeschnitten sind.

Finanzielle Unterstützung und Beratung:

- Informieren Sie sich über verfügbare finanzielle Hilfsprogramme oder Anleitungen zur Bewältigung der finanziellen Belastung, die häufig mit einer Krebsbehandlung verbunden ist.

Lehrmaterialien und Online-Ressourcen:

- Greifen Sie auf seriöse Online-Ressourcen und Lernmaterialien zu, die von Krebsorganisationen und zuverlässigen Websites zum Thema Bauchspeicheldrüsenkrebs angeboten werden.

Genetische Beratungsdienste:

- Für Personen mit einer familiären Vorgeschichte von Bauchspeicheldrüsenkrebs können genetische Beratungsdienste Informationen und Anleitung zur Risikobewertung und Früherkennung bieten.

Häusliche Pflege und Hospizdienste:

- Nutzen Sie häusliche Pflege oder Hospizdienste für zusätzliche Unterstützung und Pflege für Patienten bequem zu Hause, insbesondere im fortgeschrittenen Krankheitsstadium.

Der Zugriff auf diese Unterstützungsdienste und Ressourcen kann Patienten und Pflegekräften, die mit den Herausforderungen von Bauchspeicheldrüsenkrebs zu kämpfen haben, wertvolle Hilfe und Orientierung bieten. Die Inanspruchnahme dieser Dienste kann sich positiv auf die Lebensqualität auswirken und dabei helfen, die Komplexität der Krankheit zu bewältigen.

ABSCHLUSS

Bauchspeicheldrüsenkrebs ist eine schwierige Erkrankung mit relativ schlechter Prognose, die oft erst in späteren Stadien diagnostiziert wird. Es ist von entscheidender Bedeutung, die Risikofaktoren, Symptome und verfügbaren Behandlungsmodalitäten zu verstehen. Präventionsstrategien wie der Verzicht auf Tabak, die Aufrechterhaltung eines gesunden Lebensstils und die Bewältigung damit verbundener Gesundheitsprobleme spielen eine wichtige Rolle bei der Verringerung des Risikos dieser Krankheit.

Für die diagnostizierten Patienten ist es wichtig, sich auf die Bewältigung der Symptome, die Suche nach den richtigen Unterstützungsdiensten und die Gewährleistung der bestmöglichen

Lebensqualität zu konzentrieren. Der Zugang zu Selbsthilfegruppen, Beratung und Palliativpflegediensten kann bei der Bewältigung emotionaler und körperlicher Herausforderungen sehr hilfreich sein.

Fortschritte in der Behandlung und laufende Forschung geben Hoffnung auf bessere Ergebnisse. Es ist wichtig, informiert zu bleiben, sich von medizinischem Fachpersonal beraten zu lassen und während der gesamten Reise mit Unterstützungsnetzwerken in Kontakt zu bleiben.

Bauchspeicheldrüsenkrebs bleibt eine komplexe und herausfordernde Erkrankung, aber mit der richtigen Unterstützung, Informationen und maßgeschneiderter Pflege ist es möglich, die Reise mit verbesserter Lebensqualität und fundierter Entscheidungsfindung zu meistern.

GLOSSAR DER SCHLÜSSELBEGRIFFE

Bauchspeicheldrüsenkrebs: Eine bösartige Erkrankung, die in der Bauchspeicheldrüse entsteht, einem Organ, das für die Produktion von Verdauungsenzymen und Hormonen wie Insulin verantwortlich ist.

Tumor: Eine abnormale Gewebemasse, die gutartig oder krebsartig sein kann und durch unkontrolliertes Wachstum gekennzeichnet ist.

Metastasierung: Die Ausbreitung von Krebszellen von ihrem ursprünglichen Standort in andere Körperbereiche.

Chemotherapie: Behandlung mit Medikamenten zur Abtötung oder

Verlangsamung des Wachstums von Krebszellen.

Strahlentherapie: Behandlung, bei der energiereiche Strahlen oder Partikel zur Zerstörung von Krebszellen eingesetzt werden.

Immuntherapie: Behandlung mit Medikamenten, um das Immunsystem des Körpers anzuregen, Krebszellen anzugreifen.

Chirurgie: Ein medizinischer Eingriff zur Entfernung eines Tumors oder betroffener Gewebe.

Prognose: Der wahrscheinliche Verlauf und Ausgang der Krankheit basierend auf verschiedenen Faktoren, der die Überlebensraten und das Ansprechen auf die Behandlung vorhersagt.

Stadieneinteilung: Bestimmung des Ausmaßes und der Ausbreitung von Krebs im Körper als Grundlage für Behandlungsentscheidungen.

Diagnose: Identifizieren einer Krankheit oder eines Zustands anhand von Anzeichen, Symptomen und medizinischen Tests.

Biopsie: Entnahme und Untersuchung einer kleinen Gewebe Menge zur Diagnose oder Analyse.

Enzym Ergänzung: Verwendung von Enzymen zur Unterstützung des Verdauungsprozesses, häufig eingesetzt in Fällen, in denen die Bauchspeicheldrüse nicht genügend Enzyme produziert.

Palliativpflege: Spezialisierte medizinische Versorgung zur Linderung der Symptome und des Stresses einer schweren Krankheit.

Stoffwechsel: Die chemischen Prozesse im Körper, die Nahrung in Energie und andere lebenswichtige Substanzen umwandeln.

Resektabilität: Die Möglichkeit, dass ein Tumor chirurgisch entfernt werden kann.

Lebensqualität: Allgemeines Wohlbefinden, das physische, emotionale und soziale Aspekte des Lebens umfasst.

Schmerzmanagement: Strategien und Behandlungen zur Linderung der mit der Krankheit und Behandlung verbundenen Schmerzen.

Selbsthilfegruppen: Gruppen von Einzelpersonen, die ähnliche

Erfahrungen teilen und sich gegenseitig emotionale Unterstützung und Anleitung bieten.

Genetische Beratung: Professionelle Beratung, die Einzelpersonen hilft, genetische Faktoren und das Risiko der Entwicklung bestimmter Erkrankungen zu verstehen.

Überlebensraten: Statistiken, die die Wahrscheinlichkeit beschreiben, eine bestimmte Krankheit oder einen bestimmten Zustand über einen bestimmten Zeitraum zu überleben.

Dieses Glossar enthält Schlüsselbegriffe, die im gesamten Leitfaden verwendet werden, und vermittelt ein Verständnis wichtiger Konzepte im Zusammenhang mit Bauchspeicheldrüsenkrebs und seiner Behandlung.

TAGEBUCH

Meine Überlebensreise

Datum:————————

_____
_____
_____
_____
_____
_____
_____
_____
_____
_____
_____
_____
_____
_____
_____
_____
_____
_____
_____
_____

Das Lächeln ist stärker als die Tränen des Krebses

Meine Überlebensreise

Datum:————————

———————————————————
———————————————————
———————————————————
———————————————————
———————————————————
———————————————————
———————————————————
———————————————————
———————————————————
———————————————————
———————————————————
———————————————————
———————————————————
———————————————————
———————————————————
———————————————————
———————————————————
———————————————————
———————————————————

Jeder Tag ist ein Sieg im Kampf gegen den Krebs.

Meine Überlebensreise

Datum:————————

_____
_____
_____
_____
_____
_____
_____
_____
_____
_____
_____
_____
_____
_____
_____
_____
_____
_____
_____
_____
_____

Liebe, Hoffnung und Mut besiegen den Krebs

Meine Überlebensreise

Datum:————————

_____

_____

_____

_____

_____

_____

_____

_____

_____

_____

_____

_____

_____

_____

_____

_____

_____

_____

_____

Krebs ist ein Wort; Deine Geschichte geht weiter

Meine Überlebensreise

Datum:————————

_____
_____
_____
_____
_____
_____
_____
_____
_____
_____
_____
_____
_____
_____
_____
_____
_____
_____
_____
_____

Glauben Sie an Ihre Stärke, auch im Angesicht einer Krebserkrankung

Meine Überlebensreise

Datum:——————

_____
_____
_____
_____
_____
_____
_____
_____
_____
_____
_____
_____
_____
_____
_____
_____
_____
_____
_____
_____

Krebs ist ein Kampf; Kämpfe weiter

Meine Überlebensreise

Datum:————————

_____
_____
_____
_____
_____
_____
_____
_____
_____
_____
_____
_____
_____
_____
_____
_____
_____
_____
_____
_____
_____
_____

Sie sind auf dieser Krebsreise nicht allein

Meine Überlebensreise

Datum:————————

_____

_____

_____

_____

_____

_____

_____

_____

_____

_____

_____

_____

_____

_____

_____

_____

_____

_____

_____

_____

_____

_____

Bleiben Sie stark durch den Sturm des Krebses

Meine Überlebensreise

Datum:————————

———————————————
———————————————
———————————————
———————————————
———————————————
———————————————
———————————————
———————————————
———————————————
———————————————
———————————————
———————————————
———————————————
———————————————
———————————————
———————————————
———————————————
———————————————
———————————————
———————————————
———————————————
———————————————

Hoffnung ist ein starker Verbündeter gegen Krebs

Meine Überlebensreise

Datum:——————————

_____
_____
_____
_____
_____
_____
_____
_____
_____
_____
_____
_____
_____
_____
_____
_____
_____
_____
_____

Krebs ist hart, aber Sie auch

Meine Überlebensreise

Datum:————————

_____
_____
_____
_____
_____
_____
_____
_____
_____
_____
_____
_____
_____
_____
_____
_____
_____
_____
_____
_____

Bekämpfe den Krebs mit aller Kraft

Meine Überlebensreise

_____
_____
_____
_____
_____
_____
_____
_____
_____
_____
_____
_____
_____
_____
_____
_____
_____
_____
_____
_____
_____
_____

Krebs kann den menschlichen Geist nicht zerstören

Meine Überlebensreise

Datum:——————

_____

_____

_____

_____

_____

_____

_____

_____

_____

_____

_____

_____

_____

_____

_____

_____

_____

_____

_____

_____

Das Lächeln ist stärker als die Tränen des Krebses